T0278700

# La naturaleza
# es tu farmacia

# La naturaleza es tu farmacia

## Florencia Fasanella

VERGARA

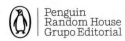

Primera edición: abril de 2023

© 2023, Florencia Fasanella
© 2023, Penguin Random House Grupo Editorial, S. A. U.
Travessera de Gràcia, 47-49. 08021 Barcelona

*Printed in Spain* – Impreso en España

ISBN: 978-84-18620-97-3
Depósito legal: B-2.903-2023

Compuesto en Llibresimes, S. L.

Impreso en Romanyà Valls, S. A.
Capellades (Barcelona)

VE 2 0 9 7 3

# ÍNDICE

# INTRODUCCIÓN

Hace ya muchos años que estudio las propiedades de las plantas medicinales y los numerosos beneficios que aportan a nuestra salud. En el año 2014, tuve mi primera experiencia con los procesos depurativos. Lo llevé a cabo, acompañada de un guía, que me ayudó a comprender cómo y por qué muchas culturas milenarias realizan procesos depurativos al menos una o dos veces al año.

Lo que viví fue realmente increíble: sentí que renacía, que me paría a mí misma. Lo que sucedió fue mucho más allá de mis expectativas, basadas en mis estudios científicos sobre las plantas.

Comprendí entonces que las plantas medicinales no solo nos ayudan a tratar patologías, sino que también son útiles para prevenirlas; e incluso favorecen nuestra evolución como seres humanos.

Además, tomé conciencia de lo importante que es depurarse, de que las hierbas depurativas siempre han formado parte de mi vida, por lo que, años después, comencé a guiar procesos depurativos. Los beneficios físicos, mentales y emocionales que he visto reflejados en las personas que acompaño me confirman continuamente que las plantas son grandes guías en nuestra vida.

Tal vez te suene exagerado, pero puedo asegurarte que limpiar nuestro organismo es mucho más que eliminar toxinas.

Recuerdo que, durante el proceso depurativo, mi cuerpo manifestaba a menudo reacciones de liberación de sustancias que yo ni siquiera sabía que estaba acumulando, como por ejemplo mucosidad. Durante un mes entero estuve expulsando mocos, y, sin embargo, jamás me había sentido congestionada. Es evidente que no me había dado cuenta de que mi cuerpo estaba intoxicado.

Es algo muy habitual: muchas veces no sabemos qué tenemos que limpiar hasta que lo expulsamos.

Durante ese mismo proceso también liberé emociones reprimidas, que tampoco sabía que tenía: fue maravilloso.

Viví un periodo de un gran autoconocimiento, en el que sentí que mi antiguo Yo se había ido, dando lugar a una nueva flor, a una nueva versión de mí misma, la mejor versión para el momento que estaba viviendo. ¡Este proceso duró siete meses, sí! ¡Siete meses! Es mucho, ¿verdad? Lo es, sin duda, pero nada es demasiado si se trata de cuidarnos; nos lo merecemos, eso y mucho más. Es un regalo que uno se hace, así que ¿qué suponen siete meses en toda una vida? Casi nada.

El propósito de este libro es enseñarte protocolos más cortos que el que yo hice, ya que el mismo requiere un acompañamiento. Ten en cuenta que el que sean más cortos no significa que sean menos efectivos, sobre todo si es la primera vez que vas a depurar tu organismo. Ve despacio, honra tu cuerpo, sus tiempos no son los mismos que los de la mente: esta tiende a limpiarlo todo lo antes posible, pero no es un proceso real; la culpable es nuestra ansiedad, que, por suerte, también conseguiremos atenuar depurando nuestro organismo.

En definitiva, lo que pretendo es que añadas unas rutinas depurativas en tu quehacer cotidiano, para mejorar distintas funciones del organismo y también tu salud psicoemocional.

También veremos cuáles son los beneficios de una depuración física, mental y emocional, cómo cuidar el organismo de toxinas puede aportarnos enormes beneficios y cómo nos asisten las plantas medicinales en este proceso.

La importancia de utilizar plantas medicinales depurativas en la actualidad es que no solo nos ayudan a tratar enfermedades, sino que también nos ayudan a prevenirlas.

Si logramos incorporar hierbas medicinales en nuestro día a día, podremos prevenir múltiples desequilibrios generados por la acumulación de toxinas en el organismo.

Depurar nuestro cuerpo de toxinas es un hábito que tienen muchas culturas ancestrales, y la razón de que esas técnicas depurativas que se utilizan desde hace miles de años hayan resurgido ahora es que vivimos en un mundo donde la mayoría de los alimentos no son saludables, ni tampoco el aire que respiramos ni el agua que bebemos.

# 1

## En qué consiste una depuración

¿Crees que cualquier máquina puede funcionar perfectamente y durante un tiempo indefinido si no la limpiamos de vez en cuando?

Cada semana limpiamos la casa, le dedicamos tiempo para que no acumule suciedad, porque sabemos que no podríamos vivir confortablemente en un ambiente si está todo sucio, y también sabemos que si esa situación se prolonga en el tiempo impactará en nuestra salud.

Y entonces me pregunto: ¿por qué no prestamos la misma atención a nuestro cuerpo?

De hecho, según el feng shui, una filosofía china que habla de cómo beneficiar a la persona mediante una distribución concreta de los objetos que integran el hogar, las casas donde imperan el desorden y cierto descuido en cuanto a la limpieza manifiestan un descuido hacia nosotros mismos.

El cuerpo utiliza aquello que recibe como energía para funcionar y crecer. Si le damos una gran cantidad de toxinas, su funcionamiento y su crecimiento se verán comprometidos.

Es normal que en nuestro estilo de vida actual se consuma una gran cantidad de toxinas, pero no es solo eso: nuestro cuerpo también las genera. En el capítulo «Qué son las toxinas» veremos cuáles son las más comunes.

Dado que el objetivo principal de una desintoxicación a base de hierbas medicinales es ayudar a los órganos vitales del cuerpo a deshacerse de sustancias tóxicas nocivas, eventualmente con el tiempo el cuerpo incrementará su capacidad de absorber nutrientes y mejorará.

Y, como consecuencia de ello, también aumentará nuestra energía, así como nuestras defensas frente a virus y bacterias, puesto que nuestro sistema inmunitario ya no estará ocupado tratando de eliminar el exceso de toxinas que acumulamos.

Por lo que el resultado es un organismo más fuerte y con menos probabilidades de enfermar.

# 2

## Por qué necesitamos desintoxicarnos

Nuestro organismo sabe cómo limpiarse a través de los órganos filtro (hígado y riñón), y también mediante la piel, los pulmones y el intestino, entre otros órganos; pero muchas veces tiene tantas toxinas que le cuesta llevar a cabo una limpieza eficiente.

Las depuraciones se realizan desde hace miles de años, como es el caso de la medicina china o el Ayurveda (por citar algunas).

Pero hoy en día es aún más necesario hacerlo, porque ingerimos cantidades de alimentos ultraprocesados, llenos de conservantes, estabilizantes, colorantes, agroquímicos, entre otros.

Además, el deterioro medioambiental es cada vez mayor debido a los residuos industriales que contaminan el suelo, el agua y el aire.

Hay que recordar que muchos productos de limpieza, de higiene y cosméticos contienen los llamados «disruptores endocrinos».

Estamos rodeados de agentes contaminantes, por lo que es urgente que esta realidad cambie, pero desconocemos cuándo se efectuará realmente este cambio; de ahí que sea imprescindible evitar al máximo estos contaminantes, al tiempo que depuramos nuestro cuerpo.

# 3

## Qué son las toxinas

Las toxinas actúan de la misma manera que los venenos y los agentes contaminantes. No son algo nuevo, y favorecen la aparición de muchas enfermedades; son un enemigo para nuestra salud.

Los efectos de las toxinas suscitan un gran interés en la actualidad ya que vivimos en un mundo contaminado, como se ha dicho anteriormente. La tierra donde se cultivan nuestros alimentos, el agua que tomamos y el aire que respiramos ya no son tan saludables como lo eran en el pasado.

Además, la mayoría de la población consume alimentos ultraprocesados, que no son alimentos saludables, y en cuya elaboración se intenta reproducir sabores de la naturaleza de manera artificial con saborizantes; por otra parte, se les añaden colorantes, estabilizantes, conservantes, entre otras sustancias que son dañinas para nuestra salud.

La ingesta de toxinas a través de los alimentos puede generar síntomas intermedios (agudos) y también crónicos. De hecho, hoy en día se sabe que las toxinas están relacionadas con problemas cardiovasculares, patologías autoinmunes, depresión, ansiedad, cáncer, obesidad, entre otros. Pero no solo debemos tener en cuenta las toxinas que ingerimos, sino también aquellas que genera nuestro propio organismo.

Existen dos tipos:

- Las toxinas endógenas que nuestro organismo produce a partir de distintos procesos bioquímicos que se llevan a cabo dentro del cuerpo. La mayoría de estas toxinas suelen acumularse en la sangre, en los grupos musculares y/o en las articulaciones.

- Las toxinas exógenas, que provienen del exterior y se introducen en nuestro organismo a través de alimentos, del aire, del agua, o incluso a partir del contacto físico con otros seres vivos.

Dentro de estas toxinas están las autólogas, las cuales suelen ser heredadas, lo que significa que, si la madre se infecta con una o más toxinas que puedan atravesar la barrera placentaria, existe una alta probabilidad de que estas toxinas se transmitan al feto.

En promedio, una persona está expuesta cada día a más de doscientas sustancias sintéticas tóxicas, como son los productos alimenticios, las bebidas, los cosméticos, los productos de limpieza y muchas más.

Muchas de esas sustancias no son tóxicas en pequeñas cantidades; pero ¿cómo se puede regular los conservantes que ingerimos si están presentes en la mayoría de los alimentos que tomamos, y además son precisamente esos conservantes lo que permite que esos productos estén en una estantería de un supermercado cierto tiempo y con la fecha de caducidad que más le conviene a la industria alimentaria?

Recuerdo que, cuando estudiaba la asignatura de bromatología, leí el código alimentario de esa época, y allí se decía que ciertas sustancias, que habían sido aceptadas como conservantes, no eran peligrosas si no se sobrepasaba cierta cantidad en un alimento. Pero me yo pregunto: ¿cómo sabe realmente la industria alimentaria que ingerimos menos de esa cantidad? ¿Cómo puede regularse esa ingesta?

Realmente me pareció gracioso e incluso extraño que una ley permita estas cosas, por lo que, si la sociedad no nos cuida, debemos hacerlo nosotros mismos evitando al máximo aquello que nos intoxica y depurándonos con plantas medicinales.

El desequilibrio que generamos en nuestro organismo debido a las toxinas dependerá de la frecuencia con que las consumimos, de lo dañino de la toxina en cuestión y de la dosis que ingerimos.

El cuerpo humano tiene sus propios mecanismos de defensa contra las toxinas, y es nuestro sistema inmunitario.

Mediante los linfocitos, los macrófagos y los anticuerpos, entre otros componentes, nos ayuda a eliminar no solo microorganismos que puedan infectarnos, sino también las toxinas.

Sin embargo, en ocasiones, la cantidad de toxinas introducidas en nuestro organismo es tan alta que sobrepasa las defensas del cuerpo humano, desgastándolo. Entonces es cuando aparecen los síntomas provocados por esas mismas toxinas, afectando a nuestra salud.

En cuanto a las toxinas, nos queda por ver las toxinas emocionales. Un tema delicado, sin duda, sobre el que habría mucho que decir.

Cuando hablo de toxinas emocionales, no me refiero a una entidad «malvada» que ha penetrado en tu cuerpo. Las toxinas emocionales son energías que nosotros mismos, muchas veces, generamos por estar vibrando en una frecuencia de queja, enfado, crítica, miedo, debido a un consumo excesivo y constante de las redes sociales, y de los medios de comunicación que, en vez de inspirarnos positivamente, potencian nuestras debilidades.

Esa energía densa y negativa que generamos puede traspasarse a aquellas personas con las que nos relacionamos y así vamos contaminando a otros.

¿Es posible entonces eliminar estas toxinas con plantas medicinales?

Por supuesto que sí. Ese fue otro descubrimiento que hice tras mi primer proceso depurativo: las plantas medicinales no solo actúan a nivel físico, sino también a nivel energético; son seres vivos con una energía muy pura, una energía que comparten generosamente con nosotros.

A continuación veremos algunos ejemplos de toxinas:

- Parabenos: es uno de los conservantes más utilizados en la industria cosmética. Puede generar problemas hormonales graves.

- Triclosán: se utiliza como conservante por sus propiedades fungicidas y antibacterianas. Se han registrado efectos adversos debido a su uso, como resistencia a los antibióticos, alteraciones hormonales, alergias, entre otros.

- Polietilenglicol: se usa en cosmética, puede contener 1,4-dioxano, una sustancia que puede dañar el hígado y el riñón.

- Detergentes: suelen utilizarse en cosmética y en productos de limpieza. Uno de los más frecuentes es el laurilsulfato de sodio. En el caso de la cosmética, sirve como emulsionante. Puede provocar alergia cutánea, e irrita la piel.

- Petrolatos: suelen emplearse en cosmética. La exposición continuada a este tipo de sustancias en embarazadas puede provocar problemas de desarrollo cognitivo en el niño.

- Perfumes sintéticos: pueden provocar alergias cutáneas, asma o migrañas.

- BHA, BHT: se trata de sustancias que se utilizan en cosmética como antioxidantes, los cuales tienen un efecto disruptor endocrino.

- Formaldehídos: se utilizan como conservantes en cosméticos, y su uso se ha relacionado con irritaciones en la piel, problemas reproductivos e incluso cáncer.

- Nitritos: se usan como conservantes en muchos alimentos, y pueden ser potencialmente tóxicos para el hígado.

- Nitrosamina: se produce cuando se cocinan alimentos que contienen como conservantes nitritos o nitratos. En cosmética y en los productos de higiene, se utilizan por sus propiedades emulsionantes. También aumentan el riesgo de padecer ciertos tipos de cáncer.

- Grasas Trans: se utilizan en la industria alimentaria, y hay estudios que confirman que aumentan el riesgo de sufrir enfermedades cardiovasculares.

- Pesticidas y herbicidas: desde hace años, numerosas investigaciones han demostrado que causan daños neurológicos, los cuales, en muchos casos, pueden provocar cáncer e incluso la muerte.

- Metales como el cadmio y el aluminio generan problemas funcionales en distintos órganos. El cadmio se encuentra en plásticos, celdas de batería y otros productos para el hogar. Por su parte, el aluminio se halla en ciertos utensilios de cocina, medicamentos como los antidepresivos, los champús anticaspa y ciertos ungüentos para la piel.

- El monóxido de carbono, el benceno, la acetona y el plomo emitidos por los tubos de escape de los coches.

- Compuestos orgánicos volátiles, incluidos los adhesivos, se encuentran en el inodoro, y también los productos de limpieza y las pinturas para el hogar.

- El alquitrán y otros elementos nocivos, como la acetona y el arsénico, son sustancias que desprende el humo del cigarrillo.

- Campos electromagnéticos generados por aparatos electrónicos, como teléfonos móviles, televisores, pantallas de ordenador y dispositivos similares.

# 4

## La importancia del ambiente

La epigenética nos habla de la importancia del medio en el cual se desarrollan nuestras células, y de cómo les influye el ambiente que las rodea.

Se han realizado numerosos estudios en los que se ha observado que, si colocamos el mismo tipo de célula en medios con características diferentes, como por ejemplo distintas toxinas o nutrientes, estos se desarrollaban de forma diversa, e incluso generaban diferentes estados de salud o enfermedad.

Nuestro cuerpo está expuesto al ambiente que nos rodea, por lo que me parece fundamental que tomemos conciencia de cómo afecta a la contaminación del medioambiente a nuestra salud.

Sé que hay personas muy concienciadas a este respecto y que incluso se esfuerzan enormemente en concienciar a cada vez más personas. Sin embargo, no ocurre lo mismo entre los profesionales de la salud.

Cuidar el planeta, respetarlo, amar toda la vida que en él existe también significa cuidarnos, respetarnos, amarnos a nosotros mismos.

Mientras más contaminado esté el planeta, más tóxico será el ambiente en el que vivamos, y, por ende, más enfermedades contraeremos.

Si nuestras células crecen rodeadas de toxinas, no podemos pretender que estén sanas.

Por otro lado, también son muy relevantes los vínculos que creamos, los ambientes que frecuentamos, los alimentos que ingerimos, entre otras razones, porque todo ello forma parte de nuestro entorno.

Si frecuentamos lugares que nos estresan, o nos relacionamos con personas que nos hacen daño, es normal que suframos desequilibrios físicos, psíquicos y emocionales.

# 5

## Síntomas de que nuestro cuerpo está intoxicado

Existen síntomas agudos y síntomas crónicos. Los síntomas agudos se presentan generalmente de forma repentina, aunque la mayoría de las veces estos síntomas son menos aparentes y visibles, y suelen consistir en respiraciones irregulares, erupciones en la piel o dolores de cabeza que van de leves a intensos. Este tipo de síntomas conllevan cierto peligro, ya que tendemos a normalizarlos, por lo que, a la larga, se convierten en crónicos, pues, al no saber qué nos está haciendo daño, seguimos ingiriendo esas sustancias.

Estos son algunos de los síntomas agudos:

- Alergias de la piel
- Alergias respiratorias
- Dolores de cabeza
- Vértigos
- Mareos
- Ansiedad
- Insomnio
- Inflamaciones intestinales

En cuanto a los síntomas crónicos, estos, más que síntomas, ya se han convertido en una enfermedad. Cuanto más frecuente sea la ingesta de la sustancia responsable de intoxicar el cuerpo, más severos serán los síntomas con el tiempo. Entonces podemos decir que un síntoma se ha convertido en una patología crónica.

Además, en el organismo, tenemos sustancias que nos están dañando, sin que lo sepamos, y que a largo plazo pueden hacernos enfermar y generar patologías crónicas como:

- Disruptores endocrinos: son moléculas sintéticas con una estructura molecular

similar a las hormonas de nuestro organismo, por lo que se mimetizan como tales
inhibiendo las hormonas a las que se pa-
recen.

- Carcinógenos: se trata de sustancias que
generan un daño en el ADN humano, cau-
sando el crecimiento irregular de células
que favorecen la aparición del cáncer.

- Toxinas reproductivas: son sustancias
químicas que afectan adversamente al sistema reproductivo humano.

Dentro de estas últimas tenemos:

—Sustancias teratogénicas, que causan de-
fectos metabólicos y/o físicos en el feto, si una
mujer embarazada entra en contacto con ellas.
—Sustancias mutagénicas, que afectan al
componente genético de las células generando
problemas reproductivos.
—Toxinas de infertilidad/esterilidad, que
afectan a la fertilidad tanto de hombres como
de mujeres.

Las toxinas también pueden dañar nuestro sistema inmunitario.

Una de las formas más comunes de trastorno inmunitario son las alergias y las reacciones de hipersensibilidad a ciertas sustancias. Es evidente que cualquier daño que sufra nuestro sistema inmunitario puede tener graves consecuencias a corto o largo plazo.

Cabe recordar que hoy en día las patologías autoinmunes y las intolerancias a ciertos alimentos son cada vez más frecuentes.

Es fundamental que aprendamos en nuestro día a día a introducir unas rutinas de depuración, para evitar que nuestro cuerpo llegue a concentrar una gran cantidad de toxinas.

El proceso depurativo nos ayuda a mejorar nuestra calidad de vida, eleva nuestro estado anímico, rejuvenece, relaja y aumenta nuestros niveles de energía. También calma nuestra mente, aleja de nosotros pensamientos negativos, miedos y frustraciones.

Estos procesos de depuración son tan importantes para obtener una mejor calidad de vida que incluso pueden ayudarnos a tener una visión distinta de nuestro cuerpo, favoreciendo así nuestra conexión con él, puesto que sabemos qué le beneficia y qué le perjudica. Es decir, somos más sensibles a la hora de registrar sus prioridades, lo que nos ayudará a ser más coherentes con lo que realmente necesitamos.

# 6

## ¿Cuáles son los beneficios de depurar el organismo?

- Mejora el estado anímico y disminuye la ansiedad.

- Recupera la energía vital del cuerpo.

- Somos más conscientes de las necesidades de nuestro cuerpo, pues no todos los organismos necesitan lo mismo: varían según el metabolismo, la edad, el estilo de vida, las patologías de base, entre otros factores.

- Aumenta la conexión contigo mismo/a y de registro de quién eres realmente.

- Mejora las funciones digestivas.

- Mejora las patologías ginecológicas y hormonales.

- Regula el peso corporal.

- Atenúa los dolores corporales.


¡Entre muchos otros beneficios!

# 7

## ¿Por qué las plantas medicinales pueden ayudarnos a depurar el organismo?

Las plantas medicinales tienen múltiples efectos beneficiosos para nuestro organismo; tanto es así que los primeros fármacos se elaboraron a partir de esas mismas plantas.

Si hablamos de depuración, debemos tener en cuenta dos categorías: las hierbas depurativas y las que calman el sistema nervioso.

Las hierbas depurativas ayudan al cuerpo a mitigar las toxinas y los productos de desecho de órganos vitales como el colon, los riñones y el hígado. Más adelante, veremos qué hierbas ayudan a limpiar los órganos filtro y los órganos de salida, los cuales son clave para que nuestro cuerpo funcione correctamente, ya que si ellos no metabolizan las sustancias y/o no las dejan salir por estar congestionados, se produce una acumulación de toxinas que podría provocar un estado general de toxemia, con las consecuencias que ya hemos visto anteriormente.

El consumo de hierbas calmantes es muy frecuente debido al estrés que sufre nuestra sociedad; un estrés que afecta a múltiples funciones del organismo, y también a los órganos depurativos. Por eso, además de depurar el organismo, el objetivo es rebajar la excitación nerviosa, disminuyendo así la cantidad de cortisol y adrenalina que se produce en nuestro cuerpo, para que este pueda depurar correctamente.

# 8

# Cómo consumir plantas medicinales

Podemos consumir las plantas medicinales haciendo una tisana o bien en extractos líquidos que encontraremos en herbolarios.

## Infusión y decocción

Lo que diferencia una infusión de una decocción es la parte de la planta que utilizaremos.

Para frutos, cortezas, semillas y raíces (las partes más duras) usaremos la decocción.

Para hojas, flores o bien una mezcla de estas con tallos (las partes más blandas de la hierba) optaremos por la infusión.

## Cómo prepararlas

*Infusión*: echamos la hierba en un recipiente, añadimos agua previamente calentada a 80-85 grados, tapamos y esperamos entre quince y veinte minutos. Luego colamos la preparación.

*Decocción*: echamos la hierba en una cazuela, añadimos agua fría y colocamos al fuego. En cuanto empieza a hervir, esperamos cinco minutos, y luego retiramos del fuego. Tapamos el recipiente y esperamos unos quince o veinte minutos. Luego colamos la preparación.

## Cómo se consumen

Podemos tomar de una a tres tazas al día. No es recomendable sobrepasar esas cantidades si no estáis acostumbradas o acostumbrados a tomar infusiones depurativas. Puedes empezar con una taza al día y luego aumentar la cantidad si sientes que tu organismo lo necesita. La dosis correcta depende en gran medida del metabolismo y el estilo de vida de cada cual, por lo que la dosis varía según la persona.

## Tinturas madres

Las tinturas madres son extractos hidroalcohólicos de plantas medicinales. Dependiendo del país donde te encuentres, tal vez puedas acceder a ellos o a otros tipos de extractos líquidos (como la glicerina vegetal, por ejemplo). No importa de qué tipo de extracto se trate, lo que nos interesa aquí es saber cómo se consumen: echa treinta gotas en un vaso con apenas uno o dos dedos de agua, dos veces al día.

# 9

## Cómo realizar procesos depurativos con plantas medicinales

No hay una fórmula mágica que garantice el éxito de un proceso de desintoxicación de nuestro cuerpo mediante hierbas.

Podemos atenernos a la lógica y seguir un protocolo, pero ten en cuenta que cada organismo es único y que, aunque se aplique el mismo protocolo en las personas, puede que respondan de forma distinta.

Los elementos a tener en cuenta a la hora de crear un programa de desintoxicación son, de hecho, varios y variados: nuestro estado físico, hasta qué punto ha sido afectado por las toxinas, así como el área del cuerpo en la que estas han causado mayor estrago.

Al igual que limpiamos la vivienda por zonas, los detox también deberían tener en cuenta las distintas partes del organismo y la interrelación que existe entre ellas.

Cuando limpiamos la casa, vamos acumulando las suciedades en un lugar, para luego retirarlas todas juntas o al menos una parte, y esto mismo hacemos con los procesos depurativos.

Todos los órganos de nuestro cuerpo están interconectados, por lo que, si deseamos limpiar un órgano, es necesario extender esa limpieza a otros órganos implicados. Vamos a poner un ejemplo: si deseamos limpiar el hígado, también es fundamental limpiar el intestino y el riñón, ya que hay toxinas que se eliminan por esas vías.

# 10

## Tiempos de limpieza

Es normal que deseemos limpiar el organismo lo más rápido posible, pero debo recordaros que no podemos pretender limpiar en unos días lo que llevamos ensuciando desde hace años; es materialmente imposible.

Por otro lado, cuando nos planteamos limpiar nuestro organismo, lo vemos casi como un acto mágico que no conlleva ningún esfuerzo; pero, cuando limpiamos la casa, invertimos mucha energía para hacerlo. Entonces ¿por qué nos negamos a hacer lo mismo cuando se trata de limpiar nuestro cuerpo?

# 11

# Síntomas habituales
# tras una depuración

- Dolor de cabeza
- Sed intensa
- Deseo de alimentos dulces
- Rechazo de alimentos dulces
- Exceso de sudoración
- Aumenta el caudal de orina
- Aumentan las evacuaciones de materia fecal
- Molestias gástricas
- Alteración del tránsito intestinal
- Reacciones alérgicas de la piel

- Vista borrosa
- Fiebre (menos usual)
- Acidez
- Náuseas
- Pesadillas
- Alteraciones del sueño
- Gripe
- Calambres musculares
- Congestión nasal
- Cansancio
- Mal aliento

Cuando limpiamos el organismo, expulsamos toxinas, lo cual puede provocar cierto malestar, pero esto no dura mucho tiempo, porque forma parte del proceso depurativo.

A veces, un porcentaje muy pequeño de personas puede enfermar durante el proceso de desintoxicación. A pesar de que las posibilidades de que esto suceda son extremadamente reducidas, si ocurriese, hay que consultar inmediatamente a un médico.

# 12

## Recomendaciones generales para una depuración

¿Qué pensarías si a medida que limpias tu casa alguien fuese expandiendo polvo y suciedad detrás de ti? Sería un problema, ¿verdad?

Pues eso mismo hacemos si mientras estamos depurando nuestro organismo no nos alimentamos bien. Los procesos depurativos no son mágicos por sí solos; es necesario acompañarlos de una buena alimentación al menos durante el proceso. Hay que disminuir al máximo los alimentos ultraprocesados (en el caso de que los consumas, claro, aunque ya sabes que no soy partidaria de este tipo de productos), rebajar el consumo de lácteos y harina con gluten (ya que dañan el revestimiento del intestino, que, como veremos más adelante, es uno de los órganos principales que debemos limpiar), y reducir al máximo la ingesta de azúcar y alcohol.

Estos son algunos consejos a seguir:

- Beber mucha agua: esta nos ayuda a depurar el organismo de manera más eficiente.

- Comer muchas verduras (que contienen gran cantidad de fibra): si estás depurando tu cuerpo, es esencial no ensuciarlo mientras lo limpias, por eso la alimentación debe ser lo más saludable posible. Incorporar fibras a la dieta libera el intestino de materia fecal.

- Hacer ejercicio: está comprobado que el movimiento es fundamental para disfrutar de una buena salud. Entre muchas otras cosas, favorece la circulación sanguínea y linfática, un punto clave para estimular la liberación de toxinas.

- Disminuir la ingesta de cafeína al menos una semana antes del detox: las sustancias estimulantes favorecen la contracción de nuestros músculos provocando una vasoconstricción y, por ende, disminuyendo el flujo sanguíneo. Por el contrario, las sustancias relajantes son vasodilatadoras y hacen que la sangre llegue de manera eficiente a todas las células.

- Aceites esenciales relajantes: como se ha dicho anteriormente, las sustancias relajantes favorecen la circulación sanguínea a través de la estimulación de la vasodilatación.

Algunos ejemplos de aceites beneficiosos:

- Aceite esencial de melisa *(Melissa officinalis)*: tiene un efecto maravilloso sobre el sistema nervioso, ya que nos ayuda a ver la vida de manera positiva debido a su efecto antidepresivo y ansiolítico. Además, favorece la digestión y es un antiviral.

- Aceite esencial de menta *(Mentha x pipe-rita)*: ayuda a despejar la mente, y es ideal cuando tenemos dolores de cabeza como consecuencia del proceso depurativo. Además, es digestiva y nos ayuda a ganar claridad mental.

- Aceite esencial de bergamota *(Citrus x bergamia)*: es un aceite esencial altamente equilibrante que nos ayuda a sentirnos tranquilos y confiados. Es igual de beneficioso para relajarnos como para tener un poco más de energía.

- Aceite esencial de azahar *(Citrus x sinensis o Citrus x aurantium)*: es un aceite esencial altamente relajante y antidepresivo; reduce el estrés, la ansiedad y favorece el descanso. Ayuda, además, a atenuar los dolores de cabeza y reduce la presión arterial.

# 13

## Extras depurativos
## para acompañar el detox

### Baños detox con plantas medicinales

El baño herbal no solo es una técnica útil cuando se trata de desintoxicar nuestro organismo, también ayuda a nuestro cuerpo a relajarse, además de estimular funciones claves específicas de la piel. Abre los poros, facilitando a su vez la excreción de toxinas.

Podemos utilizar para ello:

- Las sales de Epsom (sulfato de magnesio): aportan beneficios adicionales como suavizar la piel y restaurar los niveles de magnesio en nuestro organismo.

- Manzanilla, lavanda, romero, hierba luisa: estas hierbas son aromáticas y, al introducirlas en el agua, liberan sus aceites esenciales, los cuales generan un efecto relajante a nivel central.

Este proceso nos ayudará a generar suficiente cantidad de serotonina, una sustancia química fundamental para el buen funcionamiento del cerebro y conocida por su capacidad para conducir a la relajación.

## Cepillado en seco

Esta es una técnica de la medicina Ayurveda que es muy útil para favorecer la circulación linfática, que es esencial para liberar toxinas.

Para realizar este cepillado necesitas un cepillo de cerdas naturales.

El cepillado consiste en realizar movimientos suaves de barrido desde la parte inferior a la parte superior del cuerpo.

Por ejemplo, en las piernas se inician desde los pies hacia los muslos. Y en los brazos, desde las muñecas hasta las axilas.

Luego cepillas el abdomen de abajo arriba, y el cuello también de abajo arriba.

Puedes hacer también cepillado circular.

Un punto clave es que la piel esté seca y sin ningún producto aplicado previo al cepillado.

# 14

## Cuidados y observaciones: no hay que depurar constantemente

Acabamos de ver por qué es fundamental depurar el organismo y cómo hacerlo, pero de lo que normalmente no se habla, y me gustaría hacerlo aquí, es de cómo las personas reciben o interpretan las informaciones sobre salud que leen en libros y en redes sociales, donde no hay nadie que los guíe de manera personal.

Hace tiempo que me preocupa el hecho de que se ponga de moda una determinada manera de alimentarnos, el consumo de un suplemento o un tipo de ejercicio en particular. ¿Por qué? Pues porque muchas cuentas sobre salud, siguiendo esa moda, comparten estas temáticas sin tener en cuenta a quién se están dirigiendo, dejando a un lado la enorme responsabilidad que conlleva hablar de salud.

Me preocupa que coaches en salud, ciertos profesionales o muchos de aquellos o aquellas que cuentan sus experiencias personales presentándolas como «éxitos», no sean conscientes de que hay una enorme cantidad de personas con trastornos alimenticios que pueden estar recibiendo esa información, personas vulnerables, que tienen un conflicto con su aspecto físico, y que en realidad se suman a esos procesos depurativos porque lo que realmente buscan es adelgazar, y tener ese cuerpo que la sociedad, de muchas maneras, nos impone. También he conocido a individuos que, por un afán excesivo de cuidar su salud, llevan a cabo un proceso detox tras otro, y eso tampoco es sano para el organismo.

Me parece esencial visibilizar estas situaciones a fin de proteger a estas personas vulnerables, para que no crean que un proceso detox es algo mágico o bien una forma de canalizar su trastorno alimenticio.

Quienes aportamos información a través de los distintos medios sociales tenemos una gran responsabilidad, y tenemos que ser conscientes de ello.

Por eso, te invito a plantearte si para ti es realmente saludable estar continuamente depurándote, o si deberías hacerlo con menos frecuencia si ya consumes preferentemente alimentos naturales.

Por supuesto, cada caso es único, pero, en líneas generales, si consumimos alimentos naturales y nuestro entorno es saludable, el cuerpo podrá gestionar mejor las toxinas que ingerimos, lo cual no ocurre si nos nutrimos mal y vivimos en lugares muy contaminados.

La salud es un equilibrio dinámico, no estático. Tanto la medicina ayurvédica como la china están centradas en el individuo más que en la enfermedad como patología general. La salud de una persona se mide por el equilibrio entre su cuerpo y su mente. Precisamente la enfermedad se manifiesta, pues, como desequilibrio de ese todo perfecto que se da a veces con la interacción de este con el entorno. Por todo ello, te recomiendo hacer detox, pero no vivir a base de detox; también hay que descansar tanto física como emocionalmente.

# 15

## Principales órganos depurativos: sus funciones y fisiología

Nuestro organismo se depura diariamente, por lo que con el uso de las plantas medicinales potenciamos unas funciones que el cuerpo ya sabe realizar. ¡Nuestro organismo es tan sabio!

Cuando los niveles de toxinas están demasiado altos, es el momento de depurar. No es fácil saber con exactitud si realmente hemos llegado a esos niveles, por eso te recomiendo llevar a cabo rutinas depurativas cada día, y, si en algún momento crees que lo necesitas, hacer depuraciones más profundas.

Vamos a ver ahora los órganos depurativos esenciales para nuestra salud. Más adelante, cuando abordemos los protocolos depurativos, verás que muchos de estos órganos están presentes, pues, como ya hemos mencionado anteriormente, el organismo se halla interconectado, por lo que, si deseamos limpiar un órgano o un sistema orgánico, es necesario extender esa limpieza a otros órganos también implicados.

## El hígado

El papel del hígado en los procesos de desintoxicación resulta clave. Es capaz de metabolizar y de filtrar la mayoría de las toxinas.

El metabolismo hepático consiste en modificar químicamente las sustancias que pasan por este para hacerlas más hidrosolubles, de modo que puedan ser fácilmente eliminadas por vía urinaria e intestinal.

Un hígado sano puede purificar alrededor de un litro y medio de sangre por minuto.

Tanto las toxinas endógenas (toxinas producidas dentro del cuerpo como resultado de distintos procesos), como las exógenas (toxinas acumuladas en el cuerpo debido a la exposición ambiental) y otros productos de desecho son procesados por el hígado y luego se dirigen hacia el colon y los riñones para ser excretados.

Teniendo en cuenta su papel fundamental en el mecanismo de defensa antitoxina, nuestro hígado requiere un cuidado especial.

El estilo de vida moderno poco saludable está sobrecargando terriblemente este órgano con varios tipos de toxinas, como metales pesados peligrosos y sustancias sintéticas. Una vez que el hígado se llena de grandes cantidades de sustancias tóxicas, se congestiona y su trabajo depurativo resulta ineficiente.

Nuestro hígado puede acumular fácilmente una cantidad bastante grande de grasas, así como químicos solubles en grasa incluyendo el colesterol, la margarina (una grasa hidrogenada) y el ácido rancio.

Pero, cuando la cantidad de toxinas satura nuestro hígado, aparecen síntomas de distinta naturaleza, como problemas dermatológicos, cálculos biliares, dolor crónico, trastornos psiquiátricos, colesterol alto, mala circulación sanguínea, especialmente insuficiencia venosa, entre otros.

En definitiva: un buen funcionamiento del hígado es fundamental para disfrutar de una buena salud. Por eso, cuidarlo, evitar que se intoxique y depurarlo debe formar parte de nuestros hábitos cotidianos.

Otras funciones del hígado:

- Produce bilis, la cual es importante para eliminar desechos como el exceso de colesterol.

- Convierte el amoniaco en urea para que pueda ser eliminada por la orina.

- Metaboliza medicamentos y otras sustancias tóxicas para el organismo.

- Regula los niveles de glucosa en sangre.

- Produce factores de coagulación que par-

ticipan en la regulación de la coagulación
sanguínea.

• Genera factores de inmunidad.

## Los riñones

Nuestros riñones son órganos depurativos que,
al igual que el hígado, favorecen la eliminación
de toxinas, pero, en este caso, ayudan a eliminar las toxinas que el hígado ha modificado
químicamente para aumentar su hidrosolubi-
lidad.

Por otro lado, se encargan de controlar la
calidad y cantidad de líquido que tenemos en el
organismo, controlan la presión arterial y man-
tienen un equilibrio saludable de agua, sales y
minerales (como el sodio, el calcio, el fósforo
y el potasio) en sangre.

Asimismo, regulan la presión arterial a través de la renina, una hormona que controla los
niveles de sales en sangre.

La cantidad de orina que eliminamos depende de la cantidad de agua que tomemos y

que será filtrada por los riñones, junto con las toxinas. Por lo que es normal que, cuando tomamos hierbas medicinales para limpiar nuestros riñones, estas aumenten la producción de orina, ya que así es como los riñones eliminan toxinas y el exceso de líquidos en el cuerpo.

Es normal que experimentemos distintas sensaciones cuando limpiamos los riñones con plantas depurativas. A veces, incluso se tienen síntomas propios de una infección urinaria leve. En estos casos, recomiendo tomar mucha más agua y, si esas molestias persisten más de dos días, consultar a un médico para que nos realice un chequeo.

Los riñones, además, se encargan de la salud ósea a través de la liberación de calcitriol, que es la forma activa de la vitamina D. Colaboran principalmente en el mantenimiento del calcio en los huesos. Asimismo favorecen la producción de glóbulos rojos a través de la liberación de la hormona eritropoyetina.

## El intestino

Podemos dividir este órgano en dos segmentos: los intestinos delgado y grueso. El intestino delgado tiene tres partes: el duodeno, el yeyuno y el íleon. Se encarga de absorber los nutrientes (vitaminas, minerales, carbohidratos, grasas y proteínas) provenientes del alimento previamente destruido por los dientes, la saliva, el jugo pancreático, la bilis y los ácidos gástricos.

Cuando digo «absorber», me refiero a que los nutrientes ingresan en la sangre quedando disponibles para su uso como alimento por parte de las células del cuerpo.

El problema aquí es que no todo lo que se absorbe es nutriente; también se absorben sustancias tóxicas como colorantes, conservantes, saborizantes y muchas otras sustancias que llevan los ultraprocesados para que parezcan auténticos alimentos.

Además, se absorben muchos medicamentos a través de las microvellosidades intestinales.

Por todo ello es fundamental que el intestino delgado esté saludable para poder absorber correctamente los nutrientes que realmente necesitamos de los alimentos.

El intestino grueso es un órgano depurativo ya que se limita a eliminar los residuos, de modo que no procesa las toxinas, pero sí las elimina. Por eso, debemos cuidarlo para que la materia fecal fluya de manera sistemática a fin de liberar nuestro organismo de sustancias que no deberían estar allí dentro demasiado tiempo.

El intestino grueso absorbe agua y permite así que se formen las heces, ya que las toxinas ingresan en él en formato líquido y, una vez allí, al absorber el agua, se genera la materia fecal sólida.

Contiene también bacterias muy beneficiosas para nuestro organismo, bacterias que producen vitaminas que resultan claves para nuestra salud como la vitamina K, biotina y varias vitaminas B, como la B1, B2, B6 y B12, y asimismo, produce ácidos grasos como el acetato, el propionato o el butirato, los cuales son nutrientes para las propias células intestinales.

Una función muy importante del intestino grueso es el GALT (tejido linfático asociado al intestino), el cual interacciona con la flora intestinal para generar anticuerpos contra distintas bacterias que podrían infectarnos.

Depurar el intestino favorece todas estas funciones, pero no basta con una depuración; también debemos prestar mucha atención a nuestra alimentación para favorecer su buen funcionamiento.

## El sistema linfático

El intersticio es el espacio que hay entre las células y se encuentra bajo la piel, cubriendo el tracto digestivo, los pulmones, el sistema urinario, y también rodeando venas y arterias y recubriendo el tejido fibroso que hay entre los músculos.

En ese líquido intersticial, que drena hacia el sistema linfático, suelen acumularse toxinas, por lo que dicho sistema es clave para depurar nuestro organismo.

El exceso de líquido intersticial que drena a los capilares linfáticos se transformará en linfa.

Las principales funciones del sistema linfático son:

- Filtración de toxinas: se encarga de filtrar las toxinas endógenas, exógenas así como microorganismos patógenos del sistema circulatorio.

- Inmunología: cuando sufrimos una infección, los virus o las bacterias que nos infectan penetran en nuestro organismo y se ubican en la linfa; de hecho, es en los ganglios linfáticos donde se replican. La linfa contiene una cantidad significativa de glóbulos blancos, además de macrófagos, lo cual nos ayuda a eliminar la infección que se está cursando.

- Favorece la limpieza y la circulación de la linfa, al tiempo que fortalece nuestras defensas y nuestra salud en general. Por ello, además de tomar plantas medicinales que nos ayuden en este proceso, te recomiendo el cepillado en seco (que ya hemos explicado) y practicar ejercicio.

## La piel

¡La piel tiene múltiples funciones! ¡Muchas más de las que puedes imaginarte!

La primera de ellas es la protección, porque es el primer órgano con el que tiene contacto cualquier sustancia que procede del exterior, y también nos protege de los golpes, quemaduras, pérdida de agua y exceso de calor.

Además, posee células del sistema inmunitario, por lo que puede decirse que forma parte del mismo.

Por otro lado, nos ayuda a regular la temperatura gracias a la sudoración, y esta convierte así la piel en un órgano depurativo, ¡y es una parte esencial de un proceso detox!

La piel está llena de terminaciones nerviosas, de ahí el sentido del tacto; es una forma que tenemos de comunicarnos con el mundo sintiendo presión, calor, dolor, entre otras sensaciones táctiles.

Por otra parte, en la piel se sintetiza la vitamina D, que se produce en la epidermis cuando en esta impacta la radiación ultravioleta transformando el 7-Dehidrocolesterol en vitamina D3 o colecalciferol; posteriormente se completa la síntesis de la vitamina D mediante procesos de hidroxilación en el hígado y el riñón.

Tomar plantas depurativas para la piel ayuda a que el cuerpo tenga mayor capacidad depurativa, y esto no solo mejora la salud en general, sino también la salud de la piel.

También es fundamental no contaminar la piel con productos cosméticos tóxicos, pues no tiene sentido limpiarla para luego contaminarla.

# 16

## Protocolos depurativos

### El hígado

Un plan de desintoxicación a base de hierbas medicinales bien dirigido puede ayudarnos a arreglar daños causados por las toxinas acumuladas en el hígado. Como ocurre con todos los órganos vitales del cuerpo, el secreto para eliminar toxinas acumuladas en el hígado radica en buenos y saludables hábitos alimentarios, que comprenden una serie de combinaciones de hierbas.

Deberíamos incluir en nuestra infusión de

la mañana hierbas potenciadoras del hígado como:

- Romero
- Jengibre
- Curcumina
- Ajo
- Diente de león
- Salvia
- Marrubio
- Genciana
- Boldo
- Alcachofa
- Cardo mariano

Muchas de estas hierbas ayudan a depurar el organismo, potenciar su regeneración y protegerlo de agentes oxidativos. Las hierbas que más solemos utilizar para limpiar el hígado son las plantas medicinales amargas.

Muchas de estas hierbas contienen una cantidad sustancial de fosfatidilcolina, metionina y factores lipotrópicos que no solo dificultan la acumulación de grasas en el hígado, sino que también ayudan al órgano en su estado natural en sus funciones de filtrado. Es decir que, además de proteger el hígado, estas sustancias favorecen su función normal.

*Protocolo de limpieza hepática*

- Primera semana de marrubio o genciana o boldo o alcachofa o diente de león
- Segunda semana de salvia o jengibre o romero
- Tercera semana de cardo mariano o cúrcuma
- Cuarta semana de plantas calmantes o adaptógenas

Lo que buscamos aquí es depurar el hígado durante la primera semana con plantas amargas. En la segunda semana, seguimos profundizando en la limpieza, a la vez que equilibramos otros sistemas orgánicos. Durante la tercera semana, potenciamos la función hepática y en la última semana rebajamos el cortisol y la adrenalina del cuerpo para evitar que vuelva a intoxicarse.

¿Podría durar más este protocolo? Claro que sí, pero recuerda que estos están especialmente elaborados para que puedas autogestionarlos. Si lo deseas, puedes alargarlo tres meses y luego descansar.

Si lo que quieres es un protocolo donde cada paso (es decir, lo que corresponde en principio a una semana) dure un mes, te sugiero hacerlo con alguien que te acompañe durante el proceso, ya que este puede acarrear distintos desajustes en nuestro sistema y generar efectos secundarios severos.

## El sistema digestivo

El tracto digestivo cumple un papel importante en los procesos de desintoxicación. El sistema digestivo se encarga de descomponer los alimentos y líquidos que consumimos en nutrientes más pequeños, lo cual permite a nuestro organismo absorber lo esencial de esos nutrientes para el buen funcionamiento de nuestro metabolismo. El tracto gastrointestinal también es responsable de la excreción de varias toxinas que representan una amenaza para nuestra salud.

Como acabamos de ver, el hígado resulta ser un órgano clave para eliminar toxinas, ya que procesa una proporción significativa de estas sustancias nocivas que penetran en el cuerpo a través del sistema digestivo.

Debido a diversas y variadas razones (como pueden ser los hábitos alimenticios poco saludables), el sistema digestivo a veces se inunda con una cantidad excesiva de toxinas que no pueden manipularse. Por lo general, esto conduce a una mala digestión y a otros trastornos de salud, como la alteración de nuestro sistema inmunitario, teniendo como consecuencia diarreas, estreñimiento, flatulencias, indigestión, dolor estomacal, acidez, gastritis, hemorroides, intolerancias alimenticias, entre otros.

*Protocolo de limpieza digestiva*

- Primera semana de marrubio o genciana o boldo o alcachofa o diente de león
- Segunda semana de llantén o malva

- Tercera semana de hierbaluisa o manzanilla
- Cuarta semana de ajenjo o ajo

Lo que buscamos aquí es comenzar con la depuración del organismo mediante hierbas amargas que, además, son aperitivas, por lo que favorecen la digestión. Luego, durante la segunda semana, estimulamos la limpieza del intestino, y, en la tercera, tomamos hierbas cuyas propiedades digestivas equilibran el sistema digestivo. Finalmente, durante la cuarta semana, llevamos a cabo una pequeña desparasitación para favorecer la eliminación de parásitos en nuestro sistema digestivo.

¿Podría durar más este protocolo? Claro que sí, pero recuerda que estos están especialmente elaborados para que puedas autogestionarlos. Si lo deseas, puedes implementar las mismas recomendaciones que hemos repasado unas páginas atrás a propósito del hígado y del sistema digestivo. Y, del mismo modo, te sugiero acudir a un especialista para que te guíe en caso de querer prolongar los pasos más de una semana.

## Los riñones

Como hemos ido viendo, pues, los riñones son órganos depurativos que nos ayudan a eliminar el exceso de líquidos en el organismo, filtran las toxinas hidrosolubles y regulan la cantidad de sales y minerales.

Eliminan las toxinas de nuestro cuerpo junto con otros desechos metabólicos en forma de líquido.

A estas alturas, tenemos ya más que claro que los riñones son claves para la regulación de la presión arterial y, al regular las sales y minerales, también resultan esenciales para todos los procesos metabólicos que requieren de estos componentes para llevarse a cabo.

Al igual que con la mayoría de los otros órganos vitales del cuerpo, los riñones también son relativamente vulnerables a las sustancias tóxicas.

La acumulación de sustancias tóxicas en los riñones puede conducir a la pérdida progresiva de varias funciones renales clave. Un riñón con exceso de toxinas generalmente se asocia a anorexia, náuseas, menor rendimiento cognitivo, disfunciones sexuales, piedras en el riñón, problemas de micción y, a largo plazo, con problemas cardiovasculares, entre otros efectos.

*Protocolo de limpieza renal*

- Primera semana de marrubio o genciana
- Segunda semana de boldo o alcachofa o diente de león
- Tercera semana de cola de caballo y ortiga
- Cuarta semana de hierbaluisa o pasionaria

Lo que buscamos con este protocolo es comenzar durante la primera semana la depuración del organismo con hierbas amargas que también son diuréticas. Durante la segunda semana, limpiamos el hígado ya que su correcto funcionamiento ayuda a que las toxinas se transformen en hidrosolubles y puedan eliminarse correctamente a través del filtrado renal. La tercer semana tomaremos hierbas altamente diuréticas para favorecer la limpieza del riñón y el filtrado de toxinas hidrosolubles, y finalmente, en la cuarta semana, tomaremos una hierba que tenga un efecto calmante sobre el sistema nervioso, para disminuir el estrés y, por ende, la actividad de las glándulas suprarrenales.

De nuevo, es muy importante resaltar que, si queremos dilatar el proceso y sus pasos, debemos seguir las recomendaciones que ya hemos visto a propósito del hígado y del sistema digestivo.

## El sistema inmunitario

El sistema inmunitario es el principal escudo de defensa del organismo contra infecciones y enfermedades. Al desempeñar un papel fundamental a la hora de mantenernos en una condición saludable, cualquier debilitamiento de sus funciones puede conducir a condiciones de salud crónicas graves.

Nuestro sistema inmunitario está, de hecho, diseñado para buscar, encontrar y destruir cualquier objeto extraño considerado una amenaza para la salud del cuerpo.

Hoy en día, cada vez más personas sufren de problemas asociados a una congestión del sistema inmunitario debido a un desgaste gradual provocado por varios elementos como son la alimentación y los distintos tóxicos que penetran en nuestro cuerpo.

Algunos síntomas muy comunes fruto de un sistema inmunitario debilitado son cansancio, fatiga, inflamación general (que puede darse en distintos órganos), infecciones repetidas, alergia, reacciones de hipersensibilidad, diarrea crónica, diversas infecciones fúngicas, problemas respiratorios crónicos y lenta curación de las heridas.

Es evidente que el fuerte aumento del número de pacientes que padecen una o más de estas enfermedades demuestra cómo cada vez más el ser humano está hoy en día expuesto a unos niveles de contaminación tóxica tan altos que poco a poco sobrepasan la capacidad natural del cuerpo para luchar contra las sustancias nocivas.

*Protocolo de depuración del sistema inmunitario*

- Primera semana de hierbas para el hígado
- Segunda semana de hierbas para el intestino
- Tercera semana de hierbas diuréticas
- Cuarta semana de hierbas antivirales
- Quinta semana de hierbas adaptógenas

Esta limpieza es un poco más larga que las anteriores ya que, para que el sistema inmunitario funcione correctamente, es indispensable limpiar los órganos que nos ayudan a eliminar las toxinas.

Por lo que la primera semana tomaremos hierbas para el hígado, un órgano depurativo como ya hemos visto anteriormente; la segunda semana tomaremos hierbas para el intestino, una vía de salida fundamental para las toxinas; la tercera semana tomaremos hierbas diuréticas para el riñón, un órgano filtro que nos permite eliminar toxinas hidrosolubles; la cuarta semana tomaremos hierbas antivirales que también benefician el estado anímico, y la última semana recurriremos a las hierbas adaptógenas que nos ayudarán a atenuar las consecuencias negativas del estrés sobre el organismo, como pueden ser la bajada de nuestras defensas o el incremento de las alergias.

Como en los casos anteriores, conviene hacerse con un guía si deseamos prolongar nuestro tratamiento.

## La piel

La piel es un órgano muy extenso, que refleja de forma externa el estado interno de nuestro cuerpo, siendo la primera barrera con la que se encuentran las toxinas que se adentran en el organismo.

Sufre la agresión de las toxinas que provienen de la contaminación atmosférica y del agua, así como el uso sistemático de diversos productos cosméticos dañinos.

Los productos de maquillaje que se usan a diario pueden ser el origen de la mayoría de los problemas de salud de la piel, pero también hay otros.

La piel es un órgano depurativo ya que, a

través de la transpiración, eliminamos toxinas, por lo que es normal que durante los procesos depurativos transpiremos más.

Cuando las toxinas se absorben a través de la piel, tienden a bloquear los poros, disminuyendo así la capacidad de este órgano de excretar toxinas.

En el siguiente protocolo, haremos un trabajo de adentro hacia fuera. También tenemos algunas hierbas que pueden usarse por vía tópica, es decir, directamente sobre la piel, beneficiando así su salud, como son la manzanilla, la caléndula y el aloe vera.

*Protocolo de depuración de la piel*

- Primera semana de hierbas para el hígado
- Segunda semana de hierbas para el intestino
- Tercera semana de hierbas diuréticas
- Cuarta semana de bardana

Si no optamos por un alargamiento del proceso (como hemos ido comentando), la primera semana tomaremos hierbas para el hígado, un órgano depurativo que debemos cuidar al máximo para ayudar a la correcta eliminación de toxinas del cuerpo; la segunda semana tomaremos hierbas para el intestino, una vía de salida clave para las toxinas; la tercera semana recurriremos a las hierbas diuréticas para el riñón, que, como ya vimos, es un órgano filtro que nos permite eliminar toxinas hidrosolubles, y la última semana tomaremos bardana, una hierba que limpiará la sangre, la piel y el hígado nuevamente.

## Los pulmones

La principal función de nuestros pulmones es absorber el oxígeno a través de la respiración, para luego liberar dióxido de carbono producido por el metabolismo de las células. Antes de que el aire llegue a los pulmones, este se encuentra con varios obstáculos naturalmente diseñados para proteger las vías respiratorias de objetos extraños. Por ejemplo, la nariz filtra el polvo y otras partículas dañinas para que no entren en la garganta. En caso de que un agente irritante consiga llegar a las vías respiratorias, suele quedar atrapado en una fina capa de mucosidad.

Los productos químicos nocivos que se inhalan a través de la respiración pueden acumularse lenta y gradualmente en los pulmones, afectando así a sus funciones regulares, lo que puede provocar una bronquitis crónica, infecciones respiratorias, enfermedades pulmonares obstructivas crónicas (EPOC) y, en el peor de los casos, neumonía.

Una desintoxicación pulmonar a base de hierbas puede ayudarnos no solo a disminuir los problemas respiratorios, sino también tener más energía, ya que cuando las vías aéreas se inflaman, ingresa menos aire, recibimos menos oxígeno y, por ende, tenemos menos energía (el oxígeno es combustible para el cuerpo).

*Protocolo depurativo de las vías aéreas*

- Primera semana de hierbas amargas con propiedades respiratorias

- Segunda semana de hierbas para el intestino
- Tercera semana de hierbas respiratorias
- Cuarta semana de hierbas que fortalecen el sistema inmunitario

Un programa típico de desintoxicación destinado a mejorar las funciones pulmonares idealmente debería estar enfocado en:

- Evitar la tos.
- Mejorar la capacidad pulmonar.
- Desinflamar las vías respiratorias y, por lo tanto, mejorar la facilidad para respirar.

Si no optamos por un alargamiento del proceso (como hemos ido comentando), la primera semana eliminaremos las toxinas del sistema respiratorio; la segunda semana limpiaremos el intestino (en la medicina china, este es un órgano muy relacionado con la salud pulmonar); la tercera semana nos centraremos en mejorar la función de las vías respiratorias, disminuyendo así inflamaciones y eliminando mucosidad. La última semana fortaleceremos el sistema inmunitario para que proteja nuestros pulmones de infecciones respiratorias.

## El sistema linfático

El sistema linfático es uno de los más complejos del organismo y también uno de los esenciales en lo que respecta a los procesos depurativos.

Se compone de ganglios linfáticos, órganos linfáticos, vasos linfáticos, conductos linfáticos, así como capilares. Constituye la mayor parte del sistema inmunitario.

Las funciones principales del sistema linfático son eliminar el exceso de fluidos de los tejidos, absorbiendo ácidos grasos y generando inmunidad a través de células inmunitarias como los linfocitos. Además, filtra microorganismos dañinos para ayudar a eliminarlos del cuerpo.

Cuando el sistema linfático está saturado de toxinas, su funcionamiento se ve drásticamente afectado, lo que disminuye su capacidad para producir células inmunitarias, abriendo a su vez el camino a varias enfermedades.

Podemos pensar en el sistema linfático como

un conducto que transporta todos los productos de desecho fuera de un hogar. Cuando este sistema de tuberías está sobrecargado, comienza a obstruirse de forma gradual. Cuando esto sucede, pueden aparecer distintos síntomas debido a la saturación de toxinas en el organismo.

La duración prolongada de la fatiga es un síntoma común; también, al presionar los ganglios linfáticos, podemos notarlos sensibles, o incluso sentir dolor.

Dada su importancia en el mantenimiento de un régimen de limpieza en todo nuestro cuerpo, purificar nuestro sistema linfático debe ser nuestra prioridad al optar por un programa de desintoxicación a base de hierbas medicinales.

*Protocolo de depuración del sistema linfático*

- Primera semana de hierbas para el hígado
- Segunda semana de hierbas para el intestino
- Tercera semana de bardana
- Cuarta semana de caléndula

Si no optamos por un alargamiento del proceso (como hemos ido comentando), la primera semana tomaremos hierbas para el hígado, un órgano depurativo que debemos cuidar al máximo para ayudar a la correcta eliminación de toxinas del cuerpo; la segunda semana tomaremos hierbas para el intestino, una vía de salida clave para toxinas; la tercera semana recurriremos a la caléndula, hierba que moviliza la linfa, y la cuarta semana tomaremos bardana, que limpiará la sangre, la piel y el hígado nuevamente.

# 17

## Qué nos ocurre cuando depuramos nuestro cuerpo

Cuando realizamos un proceso detox no solo estamos depurando nuestro cuerpo, también nos depuramos a nivel emocional y mental.

No es algo que se suele explicar muy a menudo, pero en mis más de diez años de experiencia como guía en procesos depurativos, puedo aseguraros de que he visto cambios muy profundos a nivel emocional y mental.

Quien me enseñó por primera vez esto último fue la medicina ancestral del pueblo comechingón en Argentina (comunidad que en realidad se llamaba originalmente kamiare, ya que el nombre comechingón se lo pusieron los españoles en la época de la Conquista); luego estudié medicina china y encontré información coherente con la que se enseña en muchas otras escuelas y ámbitos de enseñanza. De algún modo, todas ellas habían llegado por distintos caminos a conclusiones similares.

Cuando limpiamos un órgano no solo lo estamos liberando de toxinas físicas, sino que también soltamos emociones y patrones de pensamiento allí estancados. Por eso, siempre digo que un proceso depurativo es una experiencia profunda de autoconocimiento que te permite, a la vez, mejorar tu salud física.

Yo misma lo he vivido, y también lo veo cada vez que guío un proceso detox: si hay una entrega total por parte del paciente, la transformación es increíble; hay un antes y un después tras la depuración. Porque consigues ver muchas cosas de ti mismo que antes no percibías, tomas plenamente conciencia de ello, y es algo que marcará tu vida de ahí en adelante.

Otro punto clave a tener en cuenta es que ninguna emoción es mala. Siempre nos han hecho creer que hay emociones buenas y malas, y que debemos hackear o eliminar estas últimas, y sinceramente me parece algo absolutamente antinatural para el ser humano.

Emociones que suelen aparecer durante un proceso detox:

- Tristeza (muy necesaria para soltar y asimilar las pérdidas)

- Enfado (muy necesario para poner límites)

- Frustración (muy asociada al enfado)

- Falta de motivación, desgana (una maravillosa señal de que debemos descansar)

- Autoexigencia (nos muestra que en algunos ámbitos no estamos siendo compasivos con nosotros mismos)

- Alegría (¿qué me nutre?)

- Ansiedad (¿qué es lo que quiero en este momento?)

- Incomodidad respecto a algo de nuestra vida (es una señal de que algo debe soltarse)

- Temor (¿a lo nuevo, a lo desconocido, a qué me estoy abriendo paso?)

- Nostalgia (algo se está yendo, algo que ya no debe estar en mí)

- Satisfacción (gratitud)

# 18

## Por qué cada proceso es único

Muchas veces, ante determinados síntomas, podemos saber si necesitamos depurar nuestro cuerpo, pero, en otros momentos, es difícil identificar esa necesidad. Sin embargo, cuando llevamos a cabo el proceso de depuración, entonces nos damos cuenta de que nuestra salud mejora notablemente, confirmando que sí lo necesitábamos.

Es difícil tipificar qué le sucederá a una persona cuando un proceso como este, además de generar movimientos a nivel físico, también provoca cambios emocionales. ¿Por qué? Pues porque si veinte individuos deciden iniciar un mismo proceso depurativo puede que no todos estén en las mismas condiciones a nivel fisiológico, y, lo que es más importante aún, que sus bloqueos emocionales sean muy distintos.

Al llevar a cabo un proceso depurativo, este nos ayuda a percibir mejor nuestros sentimientos, nuestras emociones, nos ayuda a evolucionar como personas, a elevar nuestro nivel de conciencia.

El camino de cada ser humano es individual; por lo que no podemos esperar los mismos resultados, aunque se esté utilizando el mismo tratamiento o aplicando la misma técnica.

Por ello, recomiendo de forma insistente que te escuches, que escuches las sensaciones que experimenta tu cuerpo, las emociones que aparecen durante el proceso, las ganas o el desinterés que sientes, los pensamientos que inundan tu mente e incluso los sueños que tienes.

Toda esta información es exclusivamente para ti, solo tú puedes registrarla; así que toma el control de tu vida, de tu proceso, escucha tu ser, y allí encontrarás el diamante que tienes dentro y que te permitirá conectar con tu mejor versión.

# 19

## Preguntas que pueden surgirte antes de iniciar una depuración

*¿A cualquier persona le puede resultar beneficioso un proceso depurativo con plantas medicinales?*

La eliminación de toxinas es muy beneficiosa para el organismo, pero no todas las personas están en condiciones de hacerlo.

Una persona que sufre de insuficiencia renal no debería hacer una depuración, ya que su riñón no filtra correctamente y, con el proceso depurativo, estaríamos estimulando esa función.

Por otro lado, tampoco se recomienda en mujeres embarazadas o que estén dando el pecho, ni tampoco durante la infancia. Es importante que la persona esté plenamente desarrollada para no interferir en el proceso natural de su maduración.

Si una persona toma mucha medicación, es importante que sepa si existe algún tipo de interacción entre esos medicamentos y las hierbas medicinales que va a consumir.

### ¿Existen procesos depurativos específicos para ciertas enfermedades?

Sí, claro, en este libro hemos visto varios. Sin embargo, si tu cuerpo sufre de una patología crónica, lo ideal es que realizar el proceso depurativo guiado por un/a profesional que sepa del tema y pueda acompañarte. Recuerda que los procesos depurativos son movilizantes: remueven el organismo provocando cambios en él. Además, pueden sacar hacia fuera tanto síntomas como emociones que no esperábamos. Por ello, es aconsejable, insisto, que te acompañe alguien experimentado durante el proceso.

*¿Cuál es el tiempo máximo que puede durar
un proceso depurativo?*

Eso depende de cada persona. Te recomiendo
que, si es la primera vez que lo haces, vayas
poco a poco: pruébalo primero un mes cambiando de hierbas cada semana, y luego esa semana puede alargarse hasta los quince días y,
más adelante, en un mes.

*Al terminar un proceso depurativo,
¿puedo empezar otro?*

Sí, pero siempre recomiendo no pasarse la vida
depurándose. Es importante que el organismo
descanse, un descanso que, por supuesto, depende de cada cuerpo; es difícil establecer cuán-
to debería durar, porque no todos los organismos tienen las mismas necesidades.

En términos generales, si llevas a cabo un
proceso depurativo de un mes, descansa otro
mes, y, si el proceso es de varios meses, descansa al menos tres.

### ¿Se puede autogestionar un proceso depurativo?

Claro que sí, pero de forma suave, es decir, con cantidades diarias que no superen las dos tazas de hierbas. Si ingieres más cantidad, es importante hacerlo acompañado de un guía al menos la primera vez, porque, aunque sepamos de antemano cómo puede reaccionar nuestro organismo, cuando aparecen los cambios debido a la depuración, podemos interpretar mal las reacciones de nuestro cuerpo si no tenemos a alguien que nos acompañe.

### ¿Los procesos depurativos tienen contraindicaciones?

Como ya he dicho anteriormente, si bien estos procesos son muy necesarios para el cuerpo, no todo el mundo puede hacerlos.

Además, no olvides que las plantas medicinales tienen contraindicaciones, por lo que es indispensable que averigües antes si la planta que vas a ingerir es apta para ti.

*¿Necesito seguir algún tipo de alimentación específica durante el proceso depurativo?*

Ya he hablado de esto anteriormente, pero ojo: las plantas nos ayudan a reconocer qué alimentos nos son beneficiosos y cuáles no; así que escucha tu cuerpo.

*¿Se puede realizar un proceso depurativo con plantas mientras estoy de viaje?*

¡Sí, claro! Puedes hacerlo con extractos de hierbas, si te es imposible llevar contigo la hierba para prepararte la infusión.

*Si dejo de tomar la hierba unos días, ¿debo iniciar de nuevo el proceso?*

No, puedes seguir con el proceso donde lo dejaste.

*¿Debo dejar de consumir nicotina, alcohol
o cafeína antes de comenzar un plan
de desintoxicación?*

Sería lo ideal, pero, si eso va a causarte mucho estrés, es mejor que no lo dejes, y, a medida que avanza el proceso depurativo, intentar, si es posible, al menos reducir el consumo. No olvides que estas sustancias forman parte de las principales fuentes de toxicidad de nuestro día a día.

# 20

## Experiencias de alumnas y alumnos que realizaron procesos depurativos con plantas medicinales

## MARCELA C.

Mi primer proceso depurativo con Flor fue una bisagra, un antes y después en mi vida. En el momento en que lo hice, ya empezaba a ser consciente de que lo ideal sería no hacer uso de las plantas como reemplazo de los medicamentos farmacológicos, sino intentar conectar con el todo de la planta en la búsqueda del equilibrio en los procesos del cuerpo para volver al estado de salud. Pero, y esto siento que tengo que decirlo, hay que ser valiente para afrontar este cambio de paradigma y lo que las plantas nos muestran al ingresar a nuestro organismo.

El ritual de hacer la infusión o decocción cada mañana ya en sí mismo era un momento mágico. Luego de pasados los días, notar de a poco cómo cada planta actuaba en lugares diferentes de mi cuerpo y, lo más sutil, en las emociones y el estado de ánimo. Aunque a veces con algunas plantas esa «sutileza» no era tal, porque movía cuerdas íntimas muy profundas, poniendo luz sobre circunstancias o sentimientos que tenía negados, mostrándolos de tal modo que no había más que mirarlos a la cara... sanándome.

Para mí hacer un proceso depurativo es conectar conmigo de modo muy profundo, buceando en lo que me gusta y enfrentando lo que no, para aceptarme en mi búsqueda de un equilibrio mente-cuerpo-emociones. Las plantas fueron las mejores amigas-aliadas en ese inicio, y llegaron a mi vida para quedarse. Me ayudan a conocerme de un modo que nunca imaginé que podría, y, en ese conocimiento, me dan el poder de ir cambiando cosas y encontrando de a poco el equilibrio saludable.

## ATONELLA G.

Tuve el placer y la gran oportunidad de transitar dos procesos depurativos acompañada de la inmensa sabiduría de Flor. Uno de ellos enfocado en la ciclicidad femenina y el útero, y el otro en la salud del hígado. Quiero destacar que por más de que ambos tenían una temática principal, el alcance de las depuraciones es súper integrativo, ya que el proceso involucra la limpieza de muchos órganos y los beneficios se comienzan a notar en la salud de todo el cuerpo en general, no solo en los órganos antes mencionados.

Me gusta mucho la palabra «proceso» para describirlos, creo que durante todos esos meses de vinculación con diferentes plantas se atraviesan muchas etapas y transformaciones, tanto a nivel físico como emocional, mental y energético. Para mí, son un viaje de ida. Un viaje hacia el autoconocimiento, hacia la conexión con nosotros mismos, hacia la responsabilidad para con nuestra salud y hacia la escucha y comprensión de nuestras necesidades. Es increíble todo lo que las plantas pueden mostrarnos de lo que habita en nuestros cuerpos en todos los niveles, vincularse con ellas es una invitación a trabajar en nuestro interior, a conectarnos profundamente y a elegir conscientemente para nuestra salud. Los procesos depurativos me permitieron limpiar y eliminar desde toxinas y parásitos, hasta hábitos y estructuras que ya no me construyen. Lo más desafiante vino luego de la limpieza, cuando toca elegir de qué y cómo queremos nutrirnos cuerpo y alma.

En lo personal, estos procesos me trajeron mucha claridad, me permitieron aumentar la confianza en mí misma y en lo que elijo para mí. Mis dolores físicos crónicos disminuyeron en gran medida, y felizmente puedo decir que ya no son crónicos. Mi sensibilidad para percibir lo que sucede dentro de mí aumentó enormemente. También muchísimos miedos y deseos internos se manifestaron a través de sueños. Agradezco inmensamente haber recorrido estos procesos y agradezco la creación de estos espacios seguros para depurarnos y reconstruirnos.

## PABLO M.

El proceso depurativo de hígado que hemos realizado con Flor ha sido una gran revelación, no solo mejoró mi salud (lo he notado en la piel, en mi funcionamiento digestivo y en mi energía), sino que también me ha ayudado a ser más consciente de mis estados de ánimo y de mis propias necesidades, lo he sentido como un proceso muy profundo de sanación.

## NICOLÁS G.

Cada hierba que ingieres te lleva a un momento especial de conexión, pero cada una con energías muy diferentes, los procesos depurativos son viajes de autoconocimiento, de salud, de empoderamiento. ¡Muchas veces creemos que tenemos salud, pero al hacer un proceso depurativo nos damos cuenta de que en realidad no estábamos tan bien, las plantas nos muestran que había toxinas que liberar, aunque no las veíamos, por eso recomiendo mucho estos procesos! Personalmente, todos los años hago uno con Flor.

## MARIELA F.

Soy Mariela Ferretti, fitoterapeuta, hice la formación con Flor y con ella hice también varias Ruedas Depurativas; en ese momento pensé que mi proceso iba a pasar por un tema físico más que nada y me fui dando cuenta cómo se aclaraba mi mente teniendo más lucidez y sobre todo gestionando mis emociones, registrando mi cuerpo mucho más de lo que lo hacía antes. Empecé a conectar con mi esencia, con lo que me gusta, siento, fue un proceso totalmente transformador para mi persona física mental y emocional y a partir de ahí vi la vida desde otro lado. Mis pensamientos, mis emociones, mis acciones, tomé conciencia de lo importante que es registrarse a uno mismo para poder tener una mejor calidad de vida y también noté una mejoría enorme en la piel limpiando mi cuerpo por dentro.

Cuando hice el detox uterino a los treinta y cinco años pensando que entendía lo que era el ciclo de la mujer, el útero y demás, me di cuenta de que no sabía nada de eso, que había estado viviendo en una eterna ignorancia y sin registro por mandatos condicionantes. Luego de hacer la limpieza uterina empecé a gestionar de manera diferente mis métodos de menstruación, a escuchar y ver mi cuerpo, a tomar conciencia de lo importante que es la salud femenina, y el útero como órgano en sí mismo, centro de creación y poder propio.

Hoy las plantas forman parte de mi vida personal y profesional; gracias a ellas encontré un abrazo contenedor, encontré terapeutas, encontré conciencia y asimismo una salida laboral.

Sin duda el camino es personal y cada proceso es único, pero es una gran herramienta que tenemos ancestralmente para volver al cuerpo, ¡aprovéchala! ♥

## EMILIANO R.

El proceso depurativo guiado por Flor me ha traído mejoras rotundas en mi salud. He podido mejorar mi alimentación; mi digestión se vio favorecida.

Además, mejoró mi circulación sanguínea, y pude sentirme más equilibrado a nivel emocional.

¡Lo recomiendo mucho!

## CAROLINA N.

Para mí, transitar un proceso depurativo fue un antes y un después. Me conecté con mi verdadero ser, pude poner palabras y acciones donde debían estar. Me dio impulso y coraje para llevar a cabo un proyecto personal; las intervenciones de Flor y Anita me ayudaron a darle conciencia a varios síntomas que suelo tener. Y desde lo físico, la intensidad de mis migrañas bajaron notablemente. Infinitamente agradecida de haberlo transitado.

## DAMIANA A.

Me hizo tan bien. Me conectó mucho con mis emociones, me ayudó a pensar y tomar decisiones en un momento complejo de mi vida, se me presentaron situaciones en las que pude fluir sin enojo, viendo mis angustias y abrazándolas. Fue todo lo que necesitaba y más.

## GISELE L.

Fue un proceso muy liberador y transformador. Todavía sigo sorprendida de cómo me cambió la forma de conectar y sentir la menstruación. Antes de hacer la rueda cada vez que menstruaba sentía una sensación de suciedad. Eso cambió completamente y ahora conecto con mi sangrado, dejé de usar tampones( porque sentía que mi cuerpo los rechazaba) y los reemplacé por la copa menstrual. Con ella empecé a ver el color, la textura, la cantidad de sangre y sentirla como un momento sagrado.

Solo tengo palabras de agradecimiento y mucha gratitud.

# 21

## Qué hago tras una depuración

Siempre les digo a mis pacientes o a los que me consultan que lo más intenso no es el proceso depurativo en sí, porque muchas veces estamos tan acostumbrados a cargar con toxinas, malestares, emociones y pensamientos que estos ya no nos representan. Lo más desafiante es la sensación de libertad que genera al terminarlo, la libertad de haber podido soltar lo que ya no vibra con nuestro presente, de soltar síntomas con los cuales muchas veces nos hemos identificado.

¿Qué hago ahora con mi nuevo yo? ¿Quién soy si ya no soy mi síntoma?

Somos lo que fuimos, lo que somos y lo que seremos.

Solo que ahora es el momento de llenar ese espacio vacío que ha dejado la limpieza con hábitos de vida físicos, mentales y emocionales que nos cuiden y ayuden a crecer como persona, al tiempo que cuidamos nuestra salud.

# 22

## Fichas de plantas medicinales

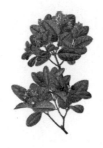

BOLDO *(Peumus Boldus)*

Hierba medicinal con actividad hepatovesicu-
lar, lo que significa que protege el hígado, lo
depura y también beneficia la función de la ve-
sícula biliar. Además, es digestivo, ya que ayuda a disminuir la acidez y la gastritis.

*Contraindicación*: no consumir en caso de litiasis vesicular. Si se sufre de microlitiasis, puede
consumirse.

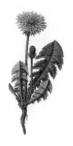

## DIENTE DE LEÓN *(Taraxacum officinale)*

Es una hierba con grandes propiedades depurativas para todo el organismo, pero especialmente para el hígado. Además, tiene un efecto relajante, disminuye el exceso de azúcar en sangre y favorece la circulación sanguínea. También es un potente diurético.

*Contraindicación*: no consumir en caso de litiasis vesicular. Si se sufre de microlitiasis, puede consumirse.

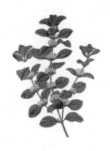

## Marrubio (*Marrubium vulgare*)

Hierba con propiedades aperitivas y coleréticas, es depurativa para el organismo en general; tiene además propiedades antimicrobianas, antiinflamatorias y analgésicas.

Su efecto aperitivo se debe a sus principios activos amargos, los cuales ayudan a la activación de la vía vagal parasimpática.

*Contraindicación*: no consumir en caso de litiasis vesicular. Si se sufre de microlitiasis, puede consumirse.

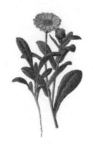

### Caléndula *(Caléndula officinalis)*

Sus flores son muy conocidas por su belleza. Como uso tópico sobre la piel, tiene efectos antiinflamatorios muy potentes; también ayuda a la regeneración de la piel, además de ejercer efectos antifúngicos y antimicrobianos, siendo ideal en situaciones de infecciones sobre la piel. Ayuda en caso de cicatrices, quemaduras, acné y rosácea.

*Contraindicación*: evitar en caso de consumo de medicamentos como clonazepam, lorazepam, fenobarbital y otros similares.

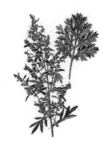

## Ajenjo *(Artemisia absinthium)*

Planta medicinal con efecto digestivo, ya que ayuda a la pérdida del apetito, a la dispepsia, cuando hay acidez, gastritis, flatulencias y espasmos gastrointestinales. Además, es una hierba depurativa y estimulante del hígado.

*Contraindicación*: se debe evitar en caso de epilepsia.

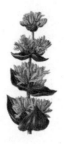

## Genciana *(Gentiana lutea)*

Hierba medicinal con propiedades depurativas muy potentes; también es digestiva con efecto colerético, colagogo, aperitivo y laxante suave.

Además, tiene propiedades antioxidantes y suele utilizarse de manera tópica e interna para tratar el acné.

*Contraindicación*: no consumir en caso de litiasis vesicular. Si se sufre de microlitiasis, puede consumirse.

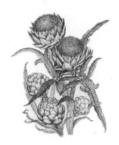

## Alcachofa *(Cynara scolymus)*

Planta medicinal muy conocida por sus propiedades digestivas y hepatoprotectoras. Tiene un efecto colagogo, colerético y también ayuda a eliminar el exceso de colesterol del organismo. La alcachofa, además, ejerce un efecto antioxidante y protector a nivel de los vasos sanguíneos.

*Contraindicación*: no consumir en caso de litiasis vesicular. Si se sufre de microlitiasis, puede consumirse.

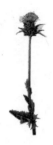

Cardo mariano *(Silybum marianum)*

Es una de las hierbas más utilizadas por su eficiente función hepatoprotectora. Según distintos estudios, es ideal si se sufre insuficiencia hepática.

*Contraindicación*: no consumir mientras uno se está medicando.

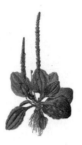

## Llantén (*Plantago major*)

Planta herbácea con maravillosas propiedades equilibrantes. En el lenguaje popular, se la llama la «curalotodo», ya que tiene una gran variedad de propiedades medicinales. Su efecto más potente es sobre el intestino y el sistema respiratorio, resultando una gran aliada para la depuración de ambos. Además, es antihistamínica, favorece la circulación sanguínea y la digestión.

*Contraindicación*: no consumir antes de tomar medicación ni vitaminas, porque puede disminuir la absorción de estas últimas.

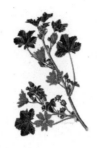

### Malva (*Malva sylvestris*)

La flor de malva se utiliza como demulcente, antiácido y digestivo, y ayuda a mejorar el funcionamiento del intestino, favoreciendo así la eliminación de la materia fecal. Además, disminuye la tos seca.

*Contraindicación*: no consumir antes de tomar medicación ni vitaminas porque puede disminuir la absorción de estas últimas.

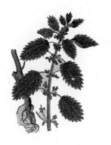

ORTIGA *(Urtica urens)*

Planta medicinal con enormes beneficios para nuestra salud. Es una gran depurativa, con efecto diurético; además, mejora las funciones hepáticas y tiene una gran cantidad de minerales, lo cual la hace beneficiosa como planta nutritiva. Ayuda a regular nuestro sistema inmunitario mediante su efecto antihistamínico. Tiene también propiedades antiinflamatorias, analgésicas y antimicrobianas.

*Contraindicación*: evitar su consumo si se está realizando terapia anticoagulante y/o antidiabética.

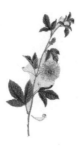

## Pasionaria *(Passiflora incarnata)*

Sus flores son muy conocidas por su belleza. Esta hierba está muy relacionada con el sistema nervioso. Es un gran sedante, ansiolítica, antidepresiva, ayuda en caso de espasmos musculares, por lo que favorece la digestión, el funcionamiento intestinal y disminuye los dolores menstruales.

*Contraindicación*: evitar el consumo si se toman medicamentos inhibidores de la MAO o benzodiacepinas.

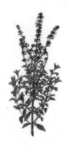

ALBAHACA *(Ocimum basilicum)*

Entre las enormes virtudes de la albahaca se encuentran sus propiedades sedativas y calmantes del sistema nervioso; también es muy digestiva ayudando a disminuir la acidez, los espasmos intestinales y a eliminar el exceso de gases. Es antiinflamatoria y analgésica.

*Contraindicación*: evitar el consumo durante el embarazo.

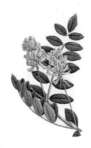

## ASTRÁGALO *(Astragalus propinquus)*

La raíz de esta hierba se utiliza por sus enormes propiedades inmunoestimulantes. Además, tiene propiedades antivirales, antibacterianas, antiinflamatorias, ayuda a disminuir el colesterol, la hipertensión arterial y mejora los síntomas de la menopausia.

*Contraindicación*: no consumir si se sigue un tratamiento con aciclovir, anticoagulantes, inmunosupresores e hipoglucemiantes orales.

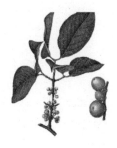

## GARCINIA *(Garcinia gummi-gutta)*

Es una de las plantas medicinales más utilizadas para bajar de peso, pero debo aclarar que nada tiene un efecto mágico e inmediato. Debemos ver el deseo de perder peso solo como la consecuencia de unos buenos hábitos y no como el fin último. Incluso si tenemos buenos hábitos y no conseguimos bajar de peso, eso tampoco significa que tengamos un problema de salud. El auténtico problema es que vemos la delgadez como algo positivo, pese a que un cuerpo delgado y un cuerpo más flaco pueden estar igual de enfermos.

La garcinia favorece el uso de la grasa como energía por parte del cuerpo, disminuye hiperlipidemias y provoca una sensación de saciedad.

*Contraindicación*: no se han registrado.

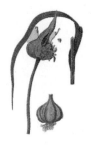

AJO *(Allium sativum)*

Muy conocido por sus usos culinarios, el ajo tiene propiedades antiparasitarias intestinales; además es utilizado como un potente agente hipolipemiante, antiagregante, antitrombótico e hipotensor arterial. A todo esto, se le suman sus propiedades antivirales, antifúngicas, inmunoestimulantes y hepatoprotectoras.

*Contraindicación*: no consumir si se sigue un tratamiento con anticoagulantes. Evitar en caso de padecer gastritis.

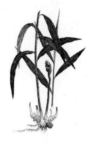

JENGIBRE *(Zingiber officinale)*

Su rizoma se utiliza como un gran digestivo en caso de dispepsia, úlceras, gases y náuseas. Además, a nivel respiratorio, es un potente antiviral efectivo en gripes virales, tiene un efecto expectorante, por lo que ayuda a limpiar las vías aéreas. También ejerce un efecto hipolipemiante y antiagregante.

*Contraindicación*: debe evitarse en caso de litiasis vesicular y en caso de consumir antiagregantes.

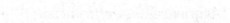

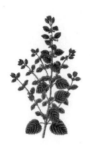

MELISA *(Melissa officinalis)*

Gran antidepresiva natural, la melisa ayuda además a la ansiedad, generando un efecto tranquilizante sobre el sistema nervioso, a la vez que mejora nuestro estado de ánimo.

Es una hierba digestiva, también analgésica, antibacteriana y antiparasitaria.

*Contraindicación*: debe evitarse en caso de hipotiroidismo, también si se consumen barbitúricos.

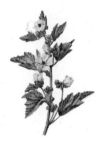

## MALVAVISCO *(Althaea officinalis)*

Hierba medicinal que se utiliza para los problemas respiratorios, como irritaciones bucofaríngeas, tos seca, y además alivia las molestias gastrointestinales. También ayuda a eliminar la materia fecal del intestino por tener un efecto antiestreñimiento.

*Contraindicación*: no consumir antes de tomar medicación ni vitaminas, porque puede disminuir la absorción de estas últimas.

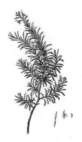

## Romero *(Rosmarinus officinalis)*

Gran hierba digestiva que se utiliza para cocinar. Tiene propiedades coleréticas, emenagogas, antiespasmódicas y hepatoprotectoras. Por otro lado, también favorece la circulación sanguínea y, además, ayuda a potenciar la cognición a nivel del sistema nervioso central.

*Contraindicación*: evitar si se consumen anticonvulsivos.

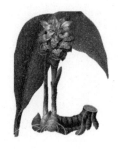

## CÚRCUMA *(Curcuma longa)*

Rizoma utilizado desde hace miles de años por la medicina ayurvédica, es conocido por sus propiedades antiinflamatorias y digestivas. Una de sus principales funciones es proteger el hígado, además de favorecer la producción de bilis por parte de este órgano.

También es hipolipemiante, hipogluce-miante e inmunoestimulante.

Contraindicación: evitar si se consumen anti-coagulantes e hipoglucemiantes orales.

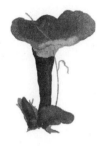

### Reishi *(Ganoderma lucidum)*

Hongo medicinal utilizado hace miles de años por la medicina china. Tiene propiedades inmunoestimulantes, es un excelente coadyuvante en tratamientos oncológicos, es también antioxidante y, además, un excelente adaptógeno. Los adaptógenos ayudan a combatir el estrés, lo que lo convierte en fundamental para tratar el sistema nervioso.

*Contraindicación*: evitar en grandes dosis si se consumen anticoagulantes e hipoglucemiantes orales.

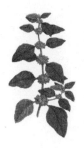

## ASHWAGANDHA *(Withania somnifera)*

La ashwagandha es una hierba antidepresiva y adaptógena proveniente de la medicina ayurvédica. Sus efectos más conocidos se ejercen sobre el sistema nervioso central y sobre las glándulas suprarrenales, lo cual genera una disminución del estrés. Se utiliza también para favorecer la fertilidad. Actúa además como inmunomodulante, al prevenir el agotamiento de los glóbulos blancos y activar los linfocitos.

*Contraindicación*: evitar en caso de consumir barbitúricos.

# 23

# Ficha de acompañamiento del proceso depurativo

# SEMANA 1

DÍA 1

Sensaciones físicas

_____

_____

_____

_____

Emociones

_____

_____

_____

_____

Pensamientos

_____

_____

_____

_____

# DÍA 2

## Sensaciones físicas

_____

_____

_____

_____

## Emociones

_____

_____

_____

_____

## Pensamientos

_____

_____

_____

_____

# DÍA 3

## Sensaciones físicas

_____

_____

_____

_____

## Emociones

_____

_____

_____

_____

## Pensamientos

_____

_____

_____

_____

# DÍA 4

## Sensaciones físicas

_____

_____

_____

_____

## Emociones

_____

_____

_____

_____

## Pensamientos

_____

_____

_____

_____

# DÍA 5

## Sensaciones físicas

_____

_____

_____

_____

## Emociones

_____

_____

_____

_____

## Pensamientos

_____

_____

_____

_____

# DÍA 6

## Sensaciones físicas

_____

_____

_____

_____

## Emociones

_____

_____

_____

_____

## Pensamientos

_____

_____

_____

_____

DÍA 7

Sensaciones físicas

_____

_____

_____

_____

Emociones

_____

_____

_____

_____

Pensamientos

_____

_____

_____

_____

# RESUMEN DE LA SEMANA 1

¿Has identificado algún síntoma físico que se haya mantenido más de tres días seguidos?

_____

_____

_____

_____

Presta atención a ese síntoma: tiene algo que decirte.

_____

_____

_____

_____

Si pudieras resumir esta semana con tres palabras, ¿cuáles serían?

_____

_____

_____

_____

# SEMANA 2

DÍA 8

Sensaciones físicas

_____

_____

_____

_____

Emociones

_____

_____

_____

_____

Pensamientos

_____

_____

_____

_____

# DÍA 9

## Sensaciones físicas

_____

_____

_____

_____

## Emociones

_____

_____

_____

_____

## Pensamientos

_____

_____

_____

_____

# DÍA 10

## Sensaciones físicas

_____

_____

_____

_____

## Emociones

_____

_____

_____

_____

## Pensamientos

_____

_____

_____

_____

## DÍA 11

### Sensaciones físicas

_____

_____

_____

_____

### Emociones

_____

_____

_____

_____

### Pensamientos

_____

_____

_____

_____

DÍA 12

Sensaciones físicas

_____

_____

_____

_____

Emociones

_____

_____

_____

_____

Pensamientos

_____

_____

_____

_____

## DÍA 13

Sensaciones físicas

_____

_____

_____

_____

Emociones

_____

_____

_____

_____

Pensamientos

_____

_____

_____

_____

## DÍA 14

### Sensaciones físicas

_____

_____

_____

_____

### Emociones

_____

_____

_____

_____

### Pensamientos

_____

_____

_____

_____

# RESUMEN DE LA SEMANA 2

¿Has identificado algún síntoma físico que se haya mantenido más de tres días seguidos?

_____

_____

_____

_____

Presta atención a ese síntoma: tiene algo que decirte.

_____

_____

_____

_____

Si pudieras resumir esta semana con tres palabras, ¿cuáles serían?

_____

_____

_____

_____

# SEMANA 3

DÍA 15

Sensaciones físicas

_____

_____

_____

_____

Emociones

_____

_____

_____

_____

Pensamientos

_____

_____

_____

_____

## DÍA 16

### Sensaciones físicas

_____

_____

_____

_____

### Emociones

_____

_____

_____

_____

### Pensamientos

_____

_____

_____

_____

# DÍA 17

## Sensaciones físicas

_____

_____

_____

_____

## Emociones

_____

_____

_____

_____

## Pensamientos

_____

_____

_____

_____

DÍA 18

Sensaciones físicas

_____

_____

_____

_____

Emociones

_____

_____

_____

_____

Pensamientos

_____

_____

_____

_____

DÍA 19

Sensaciones físicas

_____

_____

_____

_____

Emociones

_____

_____

_____

_____

Pensamientos

_____

_____

_____

_____

# DÍA 20

## Sensaciones físicas

_____

_____

_____

_____

## Emociones

_____

_____

_____

_____

## Pensamientos

_____

_____

_____

_____

# DÍA 21

## Sensaciones físicas

_____

_____

_____

_____

## Emociones

_____

_____

_____

_____

## Pensamientos

_____

_____

_____

_____

# RESUMEN DE LA SEMANA 3

¿Has identificado algún síntoma físico que se haya mantenido más de tres días seguidos?

_____

_____

_____

_____

Presta atención a ese síntoma: tiene algo que decirte.

_____

_____

_____

_____

Si pudieras resumir esta semana con tres palabras, ¿cuáles serían?

_____

_____

_____

_____

# SEMANA 4

DÍA 22

Sensaciones físicas

_____

_____

_____

_____

Emociones

_____

_____

_____

_____

Pensamientos

_____

_____

_____

_____

## DÍA 23

### Sensaciones físicas

_____

_____

_____

_____

### Emociones

_____

_____

_____

_____

### Pensamientos

_____

_____

_____

_____

# DÍA 24

## Sensaciones físicas

_____

_____

_____

_____

## Emociones

_____

_____

_____

_____

## Pensamientos

_____

_____

_____

_____

# DÍA 25

## Sensaciones físicas

_____

_____

_____

_____

## Emociones

_____

_____

_____

_____

## Pensamientos

_____

_____

_____

_____

## DÍA 26

### Sensaciones físicas

_____

_____

_____

_____

### Emociones

_____

_____

_____

_____

### Pensamientos

_____

_____

_____

_____

## DÍA 27

### Sensaciones físicas

_____

_____

_____

_____

### Emociones

_____

_____

_____

_____

### Pensamientos

_____

_____

_____

_____

# DÍA 28

## Sensaciones físicas

_____

_____

_____

_____

## Emociones

_____

_____

_____

_____

## Pensamientos

_____

_____

_____

_____

# RESUMEN DE LA SEMANA 4

¿Has identificado algún síntoma físico que se haya mantenido más de tres días seguidos?

_____

_____

_____

_____

Presta atención a ese síntoma; tiene algo que decirte.

_____

_____

_____

_____

Si pudieras resumir esta semana con tres palabras, ¿cuáles serían?

_____

_____

_____

_____

# Bibliografía

Alonso, Jorge, *Tratado de Fitofármacos y Nutra-céuticos*, Buenos Aires, Corpus, 2020.

— y Cristian Desmarchelier, *Plantas medi-cinales autóctonas de la Argentina. Bases científicas para su aplicación en atención pri-maria de la salud*, Buenos aires, Corpus, 2015.

Binker, Francis, *Herbal Contraindications and Drug Interactions: Plus Herbal Adjuncts with Medicines*, Oregón, Eclectic Medi-cal Publications, 2010.

Castillo García, Encarna, e Isabel Martínez Solís, *Manual de fitoterapia*, Barcelona, El-sevier, 2021.

Fernández Chiti, Jorge, *Hierbas y plantas cu-rativas*, Buenos Aires, Condorhuasi, 2000.

*Botanical Safety Handbook*, en Zöe Gardner y Michael McGuffin, eds., American Herbal Products Associations, Florida, 2013.

Hoffmann, David, *Medical Herbalism: The Science and Practice of Herbal Medicine*, Rochester, Healing Arts Press, 2003.

Kuklinski, Claudia, *Farmacognosia*, Barcelona, Omega, 1999.

Mills, Simon, y Herry Bone, *The Essential Guide to Herbal Safety*, Londres, Churchill Livingstone, 2005.

# Agradecimientos

Quisiera agradecer en primer lugar a mi familia, amigos y colegas que me han apoyado desde el primer momento en mi camino con las plantas medicinales (nunca he sido una farmacéutica convencional —por suerte—, ya que mi curiosidad me ha llevado a aprender más allá de la ciencia e integrar esta última con medicinas milenarias).

Gracias a la naturaleza por mostrarme que de allí somos, que hacia allí vamos y que la respuesta para nuestro buen vivir está allí también.

Gracias a la vida por las oportunidades.

Gracias a ti por leerme y ayudarme a expandir mis conocimientos.